始めてみようよ

認知症カフェ

―浜松市検証事業の継続からみた提案―

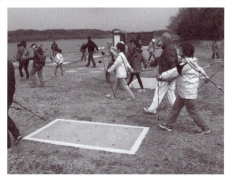
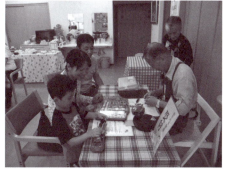
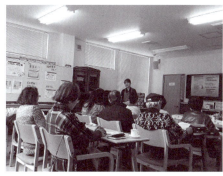
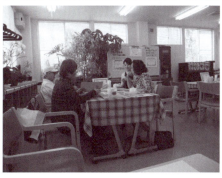

発行　株式会社　創生　生体医工学研究所

編　集　志村　孚城（株式会社創生 代表取締役）

執　筆　志村　孚城
　　　　奥山惠理子（株式会社浜松人間科学研究所 代表取締役）
　　　　高柳佳世子（株式会社創生 事業本部）
　　　　鈴木みずえ（浜松医科大学 臨床看護学講座 老年看護学）
　　　　内藤　智義（浜松医科大学 臨床看護学講座 老年看護学）
　　　　古田　良江（浜松医科大学 臨床看護学講座 老年看護学）

はじめに

　1997年オランダで始まった認知症カフェは，2009年にはイギリスの認知症国家戦略として位置づけられるほどに発展した。認知症カフェを認知症の人が集う場として広くとらえると，日本では1980年発足した「呆け老人をかかえる家族の会（後の「認知症の人と家族の会」）が先駆的であったと言える。2000年からは，介護保険制度も無い中でそれぞれの思いから立ち上がった有志が認知症カフェの開設・運営に力を注いだ時代であると言われている。2012年6月厚生労働省はオレンジプランを策定し，その中で認知症カフェは「認知症の人と家族，地域住民，専門職等の誰もが参加でき集う場」と定義され，普及が掲げられた。2013年3月には老人保健推進事業推進費等補助金により行われた「認知症カフェのあり方と運営に関する調査研究事業」報告書が開示され，日本の実態の概要が明らかにされた。2013年10月に発表された著名な「京都方式オレンジプラン」策定に影響を与えたと思われるオレンジカフェ今出川が開始されたのは2012年9月であり，京都認知症カフェ連絡会が結成されたのは2014年である。

　2015年1月新オレンジプランが発表され，その中の7本柱の一つ「認知症の人の介護者への支援」の項で「認知症カフェは2018年度から全ての市町村に配置される認知症地域支援推進員等の企画により，地域の実情により実施」と示された。筆者らは，これを受けて2015年2月「コミュニティカフェひだまり」と称した認知症カフェを浜松市で開始し，10月には浜松市の助成を受けるに至り，さらに色々なタイプを試行錯誤し，認知症カフェのあるべき姿を追及してきた。現在，市町村では，認知症カフェを企画・実施する準備が本格化している。

　日本の認知症カフェの現状を概観すると，企画者や実践者の思いでそ

れぞれ実施されているようで，羅針盤がない船が漕ぎ出されようとしていて心配である。日本における認知症カフェのミッションは日本固有であるべきである。すなわち，日本固有の医療保険制度，介護保険制度，地域包括ケアシステム，平成 29 年 4 月の介護保険制度の改定により始まった介護予防・日常生活支援総合事業（以下，新総合事業と言う），地域の社会福祉協議会活動や自治会活動・民生委員活動，認知症の家族の会の活動などを踏まえて，日本固有のあるべき姿を模索すべきだと考えている。

　上述した先人の挑戦や日本固有の仕組みや感覚を掘り下げ，認知症カフェを試行錯誤した経験に基づき，これから認知症カフェの創設を考えている方へ，道標を示すことが本参考書の目的である。本書を纏めてみて，まだまだ認知症カフェの在るべき姿を明確に指し示すほどには至っていないことが判明したが，ここで示した思索方法は是非参考にして頂きたいと思っている。

　2019 年 4 月

志村　孚城

目　次

はじめに ·· *i*

第 I 章
「コミュニティカフェひだまり」・「認知症カフェさんさん」·················· *1*

1 認知症カフェの実体験 ······································· （志村　孚城）*2*

2 浜松市平成 27 年度認知症カフェモデル検証事業 ··············· （奥山惠理子）*3*

1 「コミュニティカフェひだまり」の概要 ································· *8*

2 「コミュニティカフェひだまり」の検証の目的 ························· *9*

3 「コミュニティカフェひだまり」への参加のきっかけ ················· *9*

4 「コミュニティカフェひだまり」の参加目的 ························· *10*

5 認知症に関する相談事例 A ··· *10*

　─アルツハイマー型認知症とされたが治療中断，介護保険未申請の A 氏─ *10*

6 認知症に関する相談事例 B ··· *12*

　─ピック病と診断されたが，認知症とは思わなかった B さんの娘さん─ ··· *12*

7 認知症に関する相談事例 C ··· *15*

　─家族は認知症とは気が付かず，異食行動で専門医受診─ ············· *15*

8 検証事業の総括 ··· *16*

3 浜松市平成 28 年度認知症カフェモデル検証事業 ··············· （高柳佳世子）*17*

1 「認知症カフェさんさん」の概要 ··································· *17*

2 「認知症カフェさんさん」の検証の目的 ····························· *20*

3 「認知症カフェさんさん」の参加のきっかけ ························· *20*

4 「認知症カフェさんさん」の来店者数と来店者年代 ··················· *21*

5 「認知症カフェさんさん」の来店の目的 ····························· *21*

6 認知症に関する個別相談の成果 ····································· *21*

7 イベントメニューの評価 ··· *22*

　「シネマサロン」 ··· *23*

　「ふれあいコンサート」 ··· *23*

　「お料理教室」 ··· *24*

8 「認知症カフェさんさん」モデル検証事業の総括 ····················· *25*

第 II 章

日本の風土に合った認知症カフェ ……… 27

1 認知症カフェの守備範囲 ……… （志村　孚城）28

1 認知症の進行と認知症カフェの役割り ……… 28
2 認知症のケアパスから見た認知症カフェの役割り ……… 29
3 自治体の提供する公的サービスと認知症カフェの役割り ……… 30
4 認知症カフェの守備範囲 ……… 31

2 段階別の対象者の特徴とニーズ・対応 ……… （志村　孚城）32

1 A（健常・PCD）グループの特徴とニーズ・対応 ……… 32
2 B（MCI）グループの特徴とニーズ・対応 ……… 33
3 C（軽度・中等度認知症）グループの特徴とニーズ・対応 ……… 34
4 D（重度認知症）グループの特徴とニーズ・対応 ……… 35

第 III 章

想定質問にお答えします ……… 37

1 認知症カフェの地域交流メニュー参加者が個別相談に繋がるか ……（志村　孚城）38

2 認知症の方も交えた家族の交流会（B），
介護家族同士の情報交換会（C）の必要性 ……… （奥山惠理子）39

3 個別相談の待ち受けかたについて ……… （高柳佳世子）40

4 認知症サポーター養成講座の必要性 ……… （奥山惠理子）41

5 目玉となるメニューについて ……… （志村　孚城）41

第 IV 章

新しい認知症カフェ ……… 43

1 出前認知症カフェ ……… （志村　孚城）44

2 大学病院で開催した認知症カフェ ……… （鈴木みずえ・内藤　智義・古田　良江）47

第Ⅴ章

ま と め　　　　　　　　　　　　　　　　　　　　　　（志村　孚城）*53*

1　試行したカフェメニューの分析　　　　　　　　　　　*54*

2　総　括　　　　　　　　　　　　　　　　　　　　　*55*
新しい認知症カフェについての考察　　　　　　　　　　*57*

付　録

認知症カフェの調査研究から見えること　　　　　　（志村　孚城）*59*

1　認知症カフェのあり方と運営に関する調査研究事業報告書　　*60*
①認知症の人と家族が集う場の発展型　　　　　　　　　*60*
②認知症または高齢者の専門施設発展型　　　　　　　　*60*
③自治体のモデル事業型　　　　　　　　　　　　　　　*60*
④地域住民が集う場の発展型　　　　　　　　　　　　　*60*
⑤既存形態にとらわれない個人の実践発展型　　　　　　*61*

2　認知症カフェの実態に関する調査研究事業報告書　　　*61*
1　研究事業の背景　　　　　　　　　　　　　　　　*61*
2　わが国の認知症カフェの共通概念　　　　　　　　*62*
3　調査結果の概要　　　　　　　　　　　　　　　　*63*
ⅰ）認知症カフェの年間設置件数の推移　　　　　　　*63*
ⅱ）認知症カフェの開設場所　　　　　　　　　　　　*63*
ⅲ）運営主体と運営方法　　　　　　　　　　　　　　*63*
ⅳ）参加費等　　　　　　　　　　　　　　　　　　　*64*
ⅴ）開催頻度・開催時間　　　　　　　　　　　　　　*64*
ⅵ）認知症カフェの参加者・事前申し込み　　　　　　*64*
ⅶ）運営スタッフ　　　　　　　　　　　　　　　　　*64*
ⅷ）認知症カフェで行われているプログラム　　　　　*65*
ⅸ）認知症カフェの運営・開設にかかる費用　　　　　*65*
ⅹ）地域支援推進員との関わり　　　　　　　　　　　*65*
4　認知症カフェの運営上の課題　　　　　　　　　　*65*

あ と が き　　　　　　　　　　　　　　　　　　　　　*67*

第 I 章

「コミュニティカフェひだまり」・「認知症カフェさんさん」

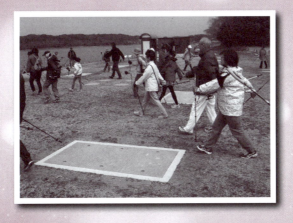

認知症カフェの実体験

　我々のグループで認知症カフェを始めるきっかけは，2015年1月に公布された新オレンジプランである。同年2月には認知症カフェと言う言葉が刺激的過ぎると考えて「コミュニティカフェひだまり」と称した認知症カフェを浜松市で開始した。2015年10月には浜松市は初めての認知症カフェのモデル検証実験を公募し，そこに「コミュニティカフェひだまり」が採用された。4か月の短い期間であったが，そこで実施した細やかな検証は，後述のごとく認知症カフェのあるべき姿の探求方法に多くの示唆をもたらした。「コミュニティカフェひだまり」でニーズの高かった個別相談とカフェのみを行う「コミュニティカフェこもれび」を2015年4月開設し，毎月1回日曜日に開催した。同年7月には浜松市サロン型ロコモーショントレーニング事業（以降，浜松市認定ロコトレ事業と称す）が始まり，助成金を受けられるようになった。「コミュニティカフェこもれび」ではメニューにロコモーショントレーニング体操（以降，ロコトレと称す）も組み入れ，利用者確保に努めた。2016年2月に認知症カフェのモデル検証実験「コミュニティカフェひだまり」は終了したが，その後は「認知症カフェひだまり」と改称し，カフェメニュー，個別相談メニュー，ロコトレメニュー，サポーター養成講座と実績に基づき厳選したメニューで継続を図った。

　2016年度に入り，「認知症カフェひだまり」は浜松市認定ロコトレ事業の助成を受けたが，人件費を極小化して自主的運営で毎週開催を継続させた。また，「コミュニティカフェこもれび」も「認知症カフェこもれび」と改称し，浜松市認定ロコトレ事業の助成を受けつつ毎月1回開催を続けた。また，2015年度までの実証結果から，個別相談やカフェは毎日開かれていることが利用者のために最重要であると認識し，4月から「認知症カフェさんさん」をオープンさせた。カフェの場所は個別

相談に応じることができる専門家が在席する居宅介護支援事業所並びに通所介護事業所の事業本部と同じ建屋に，外部から出入り自由の空間として設けた。利用者の対応には「コミュニティカフェひだまり」で当初採用した待機型ではなく予約型にして人件費の無駄をなくした。とはいっても，飛び込みで見える方がいるので，常駐している事務職を初期対応ができるように教育して対応した。6月からは浜松市平成28年度モデル検証事業に採択され，活動の一部の助成を受けた。

2017年度に入り，浜松市は2016年度，2017年度に実施したモデル実証事業の成果を踏まえて，一定の要件を満たした認知症カフェを認定し設置運営事業補助を始めた。われわれのグループで実施してきた「認知症カフェひだまり，こもれび，さんさん」はいずれも要件をクリアして運営費の一部の助成を受けるようになる。「ひだまり」は継続して毎週実施し，「こもれび」は毎月に実施するように変更し，いずれも浜松市認定ロコトレ事業を組み込んだ。また，「認知症カフェさんさん」はカフェメニューと個別相談メニューを土日祭日を除く毎日提供した。

2018年度は新オレンジプランの完成年度であり，「認知症カフェひだまり，こもれび，さんさん」はそれぞれの特徴を生かし，浜松市の運営事業補助を受け続けている。

② 浜松市平成27年度認知症カフェモデル検証事業

認知症カフェを始めた当初は，カフェメニュー，交流メニュー，個別相談メニュー，を用意し，一連の認知症カフェ事業と捉えていた。当時のチラシを図3に示す。当時，新オレンジプランで掲げられた認知症カフェ事業は地域住民に全く知られていなかったし，相談メニューの重要性の認識も十分でなかったので，集客のために交流メニューを充実させた。ロコモ体操にはロコモ普及員の資格を持つ介護士を，ノルディッ

表1 認知症カフェの試行経緯

| 年度 | 認知症カフェの現在の名称と（開催場所）・開催内容（カフェと個別相談は毎回） | | |
	「認知症カフェひだまり」（佐鳴台倶楽部）	「認知症カフェこもれび」（入野倶楽部）	「認知症カフェさんさん」（富塚倶楽部）
2014	2015.2〜2015.3 「コミュニティカフェひだまり」開設　［月4回］ ・ノルディックウォーク　［月1回］ ・おもちゃ修理　［月1回］ ・サポーター養成講座　［月1回］		
2015	2015.4〜2015.9 継続実施 2015.7〜 浜松市認定ロコトレ事業併用　［月4回］ 2015.10〜2016.1 浜松市平成27年度モデル検証事業　［月1回］ ・ノルディックウォーク　［月1回］ ・ロコトレ　［月1回］ ・おもちゃ修理　［月1回］ ・サポーター養成講座　［月1回］ 2016.2〜2016.3 認知症カフェに改称し，メニューを縮小して継続 ・ロコトレ　［月3回］ ・サポーター養成講座　［月1回］	2015.4〜 「コミュニティカフェこもれび」開設　［月1回］ 2015.7〜 浜松市認定ロコトレ事業併用　［月1回］	
2016	2016.4〜2017.3 浜松市ロコトレ事業を併用して継続　［月4回］ ・ロコトレ　［月3回］ ・サポーター養成講座　［月1回］	2016.4〜2017.3 「認知症カフェこもれび」に改称し，浜松市認定ロコトレ事業を併用して継続［月1回］	2016.4〜2016.5 「認知症カフェさんさん」を開設［土日・祭日除く毎日］ 2016.6〜2017.2 浜松市平成28年度モデル検証事業　［週1回］ ・料理教室　［月1回］ ・シネマサロン　［月1回］ ・ふれあいコンサート　［月1回］ 2017.3〜 継続実施

2 浜松市平成27年度認知症カフェモデル検証事業

2017	2017.4.1～2018.3 浜松市認定ロコトレ事業と浜松市認知症カフェ設置運営補助を併用して継続　［月4回］ ・ロコトレ　　　　　［月3回］ ・サポーター養成講座 　　　　　　　　　　［月1回］	2017.4.1～2018.3 浜松市認定ロコトレ事業と浜松市認知症カフェ設置運営補助を併用して継続　［月2回］	2017.4.1～ 浜松市認知症カフェ設置運営補助　［土日・祭日除く毎日］ ・料理教室　　　　　［月1回］ ・シネマサロン　　　［月1回］ ・ふれあいコンサート 　　　　　　　　　　［月1回］
2018	2018.4.1～ 浜松市認定ロコトレ事業と浜松市認知症カフェ設置運営補助を併用して継続　［月4回］ ・ロコトレ　　　　　［月3回］ ・サポーター養成講座 　　　　　　　　　　［月1回］	2018.4.1～ 浜松市認定ロコトレ事業と浜松市認知症カフェ設置運営補助を併用して継続　［月2回］	2018.4.1～ 浜松市認知症カフェ設置運営補助　［土日・祭日除く毎日］ ・料理教室　　　　　［月1回］ ・シネマサロン　　　［月1回］ ・ふれあいコンサート 　　　　　　　　　　［月1回］

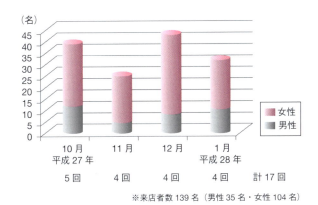

図1　「コミュニティカフェひだまり」の来店者数

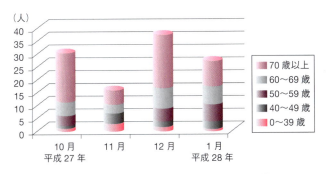

図2　「コミュニティカフェひだまり」の来店者年代

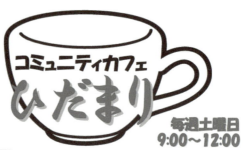
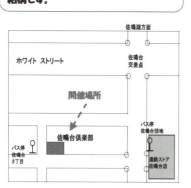

図3 「コミュニティカフェひだまり」オープン時のチラシ

2 浜松市平成27年度認知症カフェモデル検証事業　7

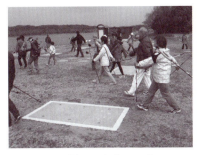

ノルディックウォーク

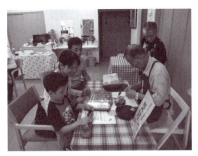

おもちゃ修理コーナー

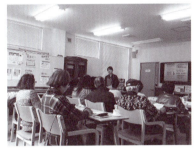

認知症サポーター養成講座

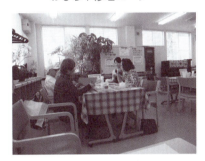

個別相談の対応

表2　浜松市平成27年度認知症カフェモデル検証事業の集計

①検証期間・実施日時
　　平成27年10月1日から平成28年1月31日
　　毎週土曜日　9:00～12:00
②参加費：無料
③参加者の状況
　　延べ参加者：男性35人，女性104人
　　（内訳　0～39：7人，40～49：10人，50～59：15人，60～69：24人，70～：54人）
　　参加の目的：友達作り　　　23人（18.9％）
　　　　　　　　相　談　　　　43人（35.2％）
　　　　　　　　イベント参加　47人（38.5％）
　　　　　　　　　ノルディックウォーク：　29人
　　　　　　　　　おもちゃ修理コーナー：　34人
　　　　　　　　　ロ　コ　モ　体　操：　32人
　　　　　　　　見　学　　　　6人（4.9％）
　　　　　　　　その他　　　　3人（2.5％）
　　3回以上の参加者：16人
　　参加の目的の重複：0人

クウォークには静岡大学保健体育講座の杉山康司教授を，おもちゃ修理コーナーには西村敬治認定おもちゃ博士を招聘し，サポーター養成講座にはキャラバンメイトの草分けの奥山惠理子が担当するなど，交流メニューの質を担保した。また，個別相談の対応者としては，認知症ケア専門士の資格を有するケアマネ，認知症介護に4年以上係わっている介護士を配置した。ノルディックウォーク，おもちゃ修理コーナー，認知症サポーター養成講座の様子を写真で，参加者の集計を表2に示す。

1 「コミュニティカフェひだまり」の概要

認知症カフェの有り方を検証する場としてスタート。

検証期間

①開催場所：通所介護事業所「佐鳴台倶楽部」

　デイサービス休業日を利用

②開催日時：毎週土曜日　9：00～12：00

③スタッフ：提供するメニューに対応して毎回配置ししたスタッフ数は以下の通り（詳細は表5）

　　受付担当　1人

　　カフェメニュー担当　1人（カフェ店員）

　　個別相談メニュー担当　2人（ケアマネ相談1人，介護相談1人）

　　交流メニュー担当講師（ロコモ体操1人，ノルディックウォーク3人，おもちゃ修理2人）

④特別企画：世代を超えて誰でも参加できる企画

　　第1週　浜松市認定ロコモ健康体操

　　第2週　ノルディックエクササイズ&ウォークの会

　　第3週　おもちゃ修理コーナー

　　第4週　認知症サポーター養成講座 in ひだまり

⑤座席数：30席＋テラス席8名

2 「コミュニティカフェひだまり」の検証の目的

①個別相談メニューで家族・介護者の支援を十分に果たせるか？

②交流メニューで年代を超えて参加し満足していただいたか？

③認知症サポーター養成講座は地域の方に認知症の方とのかかわりを理解していただけたか？

④交流メニュー参加者は個別相談メニューに参加するきっかけになったか？

3 「コミュニティカフェひだまり」への参加のきっかけ

表3に参加のきっかけのアンケート結果を示す。静岡県西部の初めての取り組みであったため，中日新聞，静岡新聞にとりあげられた。その記事が発端となり，知人や友人から聞いて（いわゆる口こみで）来店した方がほとんどであった。チラシを数千枚印刷し，地域にポスティン

表3 参加のきっかけ

	平成27年			平成28年	計	比率(%)
	10月	11月	12月	1月		
チ ラ シ	2	1	1	4	8	7.2
友人知人	16	6	18	11	51	45.9
ご 近 所	0	0	0	0	0	0.0
新　　聞	5	6	9	4	24	21.6
テ レ ビ	0	0	0	0	0	0.0
ラ ジ オ	0	0	0	0	0	0.0
そ の 他	6	5	9	8	28	25.2
（医療機関）	(3)	(2)	(0)	(0)	(5)	
（地域包括）	(1)	(0)	(1)	(0)	(2)	
（市 役 所）	(0)	(0)	(1)	(1)	(2)	
（職　　員）	(0)	(2)	(0)	(1)	(3)	
（そ の 他）	(2)	(1)	(7)	(6)	(16)	
計	29	18	37	27	111	100.0

複数回答あり，参加者でアンケートに答えなかった人あり
（　）はその他の内数

グしたり，公的な場所に置いてもらったが効果は少なかった。その他は，
自分でも認知症カフェを開きたいと考えて見学に来た人が主であった。

4 「コミュニティカフェひだまり」の参加目的

表4の参加の目的はアンケート結果を示す。複数回答のため友達作
りとイベント参加の両者を選んだ方が多い。
見学にみえた方々の主な目的は以下の通り。

- カフェの運営方法を知りたい。
- 今後，カフェを開設したいが，補助金は？
- どのようにして参加者を募るのか。
- カフェは何をするところか知りたい。

表4　参加の目的

	平成27年			平成28年	計	比率 (%)
	10月	11月	12月	1月		
友 達 作 り	7	4	9	3	23	18.9
相　　　談	11	6	14	12	43	35.2
イベント参加	12	6	18	11	47	38.5
見　　　学	2	2	0	2	6	4.9
そ　の　他	2	0	1	0	3	2.5
計	34	18	42	28	122	100.0

複数回答あり，参加者でアンケートに答えなかった人あり

5 認知症に関する相談事例A

─アルツハイマー型認知症とされたが治療中断，介護保険未申請のA氏─

A氏：75歳男性，妻と二人暮らし，長男家族は交流あるが別居，介
護保険未申請。

初回来店時：1年前から，家庭生活のなかで「物忘れによる生活障害」
が増え，同居の妻が気付き近くの脳外科を受診。アルツハイマー型認

知症と診断を受けたが，生活障害を正確に医師に伝えることができず
に経過観察となった。投薬を受けることはできなかった。生活のなか
で困ったことがあれば受診するようにとの指示はあったが，受診のき
かっけがつかめず，再受診していなかった。

来店のきっかけ：別居の息子が認知症悪化にともなう介護負担増大に気
づき，新聞に掲載されていた「コミュニティカフェひだまり」の記事
を母に提示し，家族（3世代）で来店。

相談経過：H27.5.16（初回）

初回来店時：認知症重度化に伴う無為な状態であり，家族以外とは会話
は成立せず。家族は，現状が認知症のためかどうか，介護保険利用が
できるのかも判断がつかなかった。易怒的な傾向も強く，ご家族を説
得し医療機関を受診するにいたった。

➡専門医受診の結果，「前頭側頭変性症」「アルツハイマー型認知症」
との併発と診断され，診療開始。通院困難のため訪問診療となった。
介護保険を申請し，息子の近隣に転居された。

➡家族全員で認知症サポーター養成講座inひだまりを受講し，A氏
の在宅療養生活が開始される。要介護2（障害高齢者生活自立度
A1，認知症高齢者日常生活自立度Ⅱa）と認定される。

➡介護保険を利用し，認知機能リハビリテーションを主軸に生活機能
をたかめる通所介護事業所を週4日利用。それ以外の時間は息子家
族にも支援を受けながら生活を継続。隔月程度に，3世代で「コ
ミュニティカフェひだまり」を利用。かかわりはじめてから4か月
後MMSE5となるが，在宅生活を継続中。

総　括：初 回 時　DASC-21　65/84　　J-ZBI_8　28

　　　　　　　　DBD-13　23/52　　MMSE 8

　　　　4か月後　DASC-21　69/84　　J-ZBI_8　8

　　　　　　　　DBD-13　26/52　　MMSE 5

前記のような認知機能の推移であり，MMSE は 8 → 5 と改善はできなかった。しかし，家族介護負担は，相談を経て，医療につながり支援が開始されたことで，家族介護負担を確認する評価尺度である J-ZBI_8 は 28 → 8 と大きな改善であった。

6 認知症に関する相談事例 B
―ピック病と診断されたが，認知症とは思わなかった B さんの娘さん―
　B 氏：74 歳女性，夫と娘家族との 6 人暮らし，介護保険未申請。

初回来店時：専門医受診し，「ピック病」と診断されていた。診断について，認知症でなくてよかった…　と家族は理解していた。

来店のきっかけ：B さんの兄弟が，認知症悪化にともなう介護負担増大に気づき，新聞に掲載されていた「コミュニティカフェひだまり」の記事を長女に提示し B さんと同居の長女来店。

相談経過：H27.5.2（初回）

初回来店時：認知症重度化に伴う無為な状態であり（MMSE 12），家族以外とは会話は成立しない状態であった。家族は，「ピック病と診断されたがどのように対応すればよいのかわからない，服薬の希望を医師からきかれたがわからない」と大きな不安を訴えかけてこられた。B さんは単独歩行困難，意欲消失状態であった。診断医のすすめで介護保険申請はすみであった。

➡薬物療法の助言，介護保険を利用する必要性と内容などを提示し，医療連携の必要性に関して説明し，主介護者の長女に理解を得た。しかし，同居の夫が認知症症状を認めがたく否定的であることが課題と判明した。

➡家族全員（夫は参加拒否）で認知症サポーター養成講座 in ひだまりを受講し，B さんの在宅生活支援の輪をひろげた。夫は家族にむけての理解講座を開催したことは感謝していたが，自ら参加するこ

表5　「コミュニティカフェひだまり」のスタッフ配置予定表

平成27年	イベント予定	ケアマネ相談 (8:00~12:30)			介護相談 (8:00~12:30)			受付担当 (8:30~12:30)		カフェ店員 (8:00~12:30)	イベント担当講師					人員
											ロコモ体操		ノルディックウォーク	おもちゃ修理		
		A	B	C	D	E	F	G	H	I	E	F	J	K	L	
9月5日	ロコモ体操	◎						○	○	○		○				4
9月12日	ノルディックウォーク	◎						○	○	○			○			5
9月19日	おもちゃ修理/サポーター養成講			◎	○			○	○	○				○	○	5
9月26日	ロコモ体操	◎				○		○	○	○	○					4
10月3日	ロコモ体操	◎		◎				○	○	○	○					4
10月10日	ノルディックウォーク	学会		◎	学会				○	○			○			5
10月17日	おもちゃ修理			◎	○			○	○	○					○	5
10月24日		◎							○	○						4
10月31日	サポーター養成講座	◎				○			○	○						4
11月7日	ロコモ体操	講演会		○	◎				○	○		○				4
11月14日	ノルディックウォーク		○		◎			○	○	○			○			5
11月21日	おもちゃ修理							○	○	○				○		5
11月28日	サポーター養成講座	◎		○		○		○	○	○						4
12月5日	ロコモ体操	◎		○	◎				○	○	○					4
12月12日	ノルディックウォーク		○		◎			○	○	○			○			5
12月19日	おもちゃ修理	◎		○	◎			○	○	○					○	5
12月26日	サポーター養成講座	◎					○	○	○	○						4
1月2日							休み									
1月9日	ノルディックウォーク	海外	○	◎	海外			○	○	○			○			5
1月16日	おもちゃ修理			◎				○	○	○				○	○	5
1月23日	サポーター養成講座	◎				○		○	○	○						4

※ 10月3日～1月23日は浜松市検証事業期間

◎：店長，ノルディックウォークは学生を含む3人

とは拒否された。

➡要介護3と認定。（認知症高齢者生活自立度Ⅳ）ご家族はピック病であることを受容し，認知機能リハビリテーションを主軸に生活機能をたかめる通所介護事業所を週3回利用開始することとなった。

➡同じ場所，同じ時間で行動すると気持ちよく活動できる疾病の特徴である常同行動を利用しながらの，専門的支援を行う通所介護事業所利用。言語による指示，情報の理解ができないので，視覚的に理解し行動できるような方法を日常生活にも活かすような助言を受けながら，夫婦ともに望む在宅生活を継続。

➡徐々に日常生活のなかでできないことが多くなってきていることを夫は受容できずに暴言が多くなる。同居長女はBさんを不憫に思い，パート職がお休みの土曜日は「コミュニティカフェひだまり」に母娘で来所して，のんびりすごされている。排泄介助が必要なので，広く，手すりもあるデイサービスを利用した場が安心であると娘さんは語っていた。

総　括：

初 回 時	DASC-21	71/84	J-ZBI_8	21
	DBD-13	22/52	MMSE	12
4か月後	DASC-21	69/84	J-ZBI_8	8
	DBD-13	26/52	MMSE	4

　初回来所時から認知症重度の領域でありながら，家族介護で努力されていた。MMSE 12 → 4と認知機能の推移であり，症状の改善はできなかった。しかし，家族介護負担は，相談を経て，専門的医療につながり支援が開始されたことで，大きく改善した。家族介護者負担感については家族介護負担感尺 Z-ZBI_8 を用いて確認し21 → 8と大きく改善した。

7 認知症に関する相談事例C

─家族は認知症とは気が付かず，異食行動で専門医受診─

日常生活において物忘れが目立っていたが，家族は認知症と気が付かず，台所洗剤を飲み物と間違えるなどの異食行動がみられたので専門医受診。医療機関の紹介で訪れた症例。

初回来店時：2〜3年前から，家庭生活のなかで「物忘れによる生活障害」が増えていたが，生活を共にする夫は認知症を認めがたく未受診であった。2世帯住宅居住の長男夫妻が「台所洗剤を飲み物と間違える行動をきっかけとして，専門医を受診。アルツハイマー型認知症と診断された。しかし，夫は受容できず，介護保険申請を躊躇。専門医からの紹介で「コミュニティカフェひだまり」に家族全員で来店。Cさんは，笑顔を絶やさない人であったが，短期記憶障害があり会話交流は家族以外とは困難であった。

相談経過：H27.10.17（初回）

初回来店時：専門医からの紹介であったが，妻の認知症を受容できない夫は介護保険申請を迷っていた。同居の長男は異食のこと，短時間で記憶がなくなることを説明するが，介護保険申請の必要性を父親に理解をえることが困難であった。主治医からの情報をもとに現在の病気のこと，症状のことを説明し介護保険申請にいたった。

➡ 要介護2となり，介護保険を利用した認知機能維持または回復を目標とした非薬物療法によるリハビリテーションの説明，その必要性を家族全体で理解を得て通所介護事業所の利用開始となった。

総　括：

初 回 時　DASC-21　70/84　　　J-ZBI_8　25

MMSE 25

4か月後　DASC-21　75/84　　　J-ZBI_8　8

MMSE 25

認知機能は短期記憶障害があるが，MMSE 25 であり，前頭葉萎縮は認められず社会性が保たれている C さんであった。夫は物忘れを中心とした障害はあるが，にこやかに生活する妻を認知症とみとめられず，不安をかかえながらも，夫妻で引きこもり生活をしはじめていた。相談支援後は，相談先ができたこと，週 3 日ではあるが介護から解放された時間をもつことができ家族介護負担は J－ZBI が 25 → 8 と軽減された症例であった。

8 検証事業の総括

本モデル検証事業を実施することで，認知症カフェのあるべき姿に一歩近づくことが出来た。ただし，期間が 4 か月は短いと感じた。

(1) 認知症介護で疲れていた御家族に対して，個別相談は多数あったが，複数回来店して深く関わった事例は 3 例であった。いずれの事例も家族を介護疲れから解放してあげることが出来たので，認知症ケア専門士の資格を有するケアマネと認知症介護経験 4 年以上の介護士の組み合わせで人員配置をしたことは成功であった。

(2) イベントメニューの中で，おもちゃ修理コーナーは 3 世代が揃って参加して家族の交流の場となった。さらに，小さな子どもさんは，ほかの参加者にも明るい雰囲気を提供してくれて，大変良かった。

(3) イベントメニューの中でノルディックウォークは世代を超えた参加者が定着し，回を重ねるごとに交流が深まった。

(4) イベントメニューは集客用の意味合いで用意したが，それぞれのメニューは好評であったが，個別グループの参加となり，グループ間の交流することはほとんどなかった。さらに相談メニューへの移行もなかった。

（5）経費については，かなりの寄付を要した。

（6）今後の展開の際，認知症介護相談をしっかり受け止められる人員配置は不可欠である。

（7）広報活動については，市の広報にもっと取りあげていただきたい。また，公的な広報が出来るように自治会，民生委員の会に働きかけていただきたい。

3 浜松市平成 28 年度認知症カフェモデル検証事業

平成 27 年度の浜松市認知症カフェ検証事業で行った「コミュニティカフェひだまり」の体験を踏まえ，平成 28 年度当初から毎日オープンしている「認知症カフェさんさん」を開設した。本活動の内容が浜松市が企画する浜松市平成 28 年度認知症カフェモデル検証事業と合致したため，モデル検証事業に採択されたが，助成対象は週 1 回のみで，その他の日は自主事業として同等のサービスを提供した。したがって，本検証事業報告の項では，助成を受けた週 1 回に限定せずに，検証期間（平成 28 年 6 月 1 日〜平成 29 年 2 月 28 日）のすべてについての報告としてまとめた。

❶ 「認知症カフェさんさん」の概要

平成 27 年度の浜松市認知症カフェ検証事業で得られた結果から，いちばん重要なカフェメニューは個別相談メニューであること，次いで地域の方々の交流メニューが大切であること，個別相談メニューと交流メニューには交通がないことが，明らかになった。一方，運営する側の経済的負担が大きいことも明らかになった。以上を踏まえて，次のような仕組みを構築し実施した。

①検証期間：平成 28 年 6 月 1 日〜平成 29 年 2 月 28 日

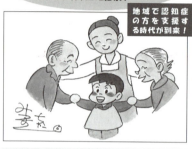

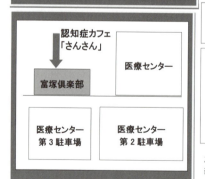

図4　認知症カフェ「さんさん」

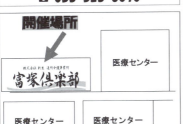

図5　認知症カフェ「さんさん」でのお料理教室

②開催場所：通所介護事業所富塚倶楽部隣接　カフェ専用の場所

③開催日時：土日祝日を除く毎日　10:00～15:00

④メニュー

　　・カフェメニュー：喫茶

　　・個別相談メニュー：

　　　　電話あるいは来所して相談内容を提示して予約を取る方式

　　・交流メニュー：

　　　　シネマサロン（月1回，富塚倶楽部のイベントに無料参加）

　　　　ふれあいコンサート（月1回，富塚倶楽部のイベントに無料参加）

　　　　お料理教室（月1回，料理に専門家の指導で実施，参加費500円）

⑤座席数：14席＋厨房

2 「認知症カフェさんさん」の検証の目的

①個別相談メニューの予約方式は十分に機能するか？

②それぞれの交流メニューは地域の方々の交流に寄与したか？

3 「認知症カフェさんさん」の参加のきっかけ（表6）

表6　参加のきっかけ

	平成28年							平成29年		計	比率(%)
	6月	7月	8月	9月	10月	11月	12月	1月	2月		
チ ラ シ	1	2	0	5	0	1	2	1	3	15	7.61
友 人 知 人	4	10	18	1	11	20	6	14	4	88	44.67
ご 近 所	0	0	1	0	0	2	3	3	0	9	4.57
新　　　聞	1	0	0	0	0	0	1	0	0	2	1.02
テ レ ビ	0	0	0	0	0	0	0	0	0	0	0.00
ラ ジ オ	0	0	0	0	0	0	0	0	0	0	0.00
そ の 他	7	5	7	9	3	11	6	16	7	71	36.04
不　　　明	0	0	0	1	2	3	3	1	2	12	6.09
計	13	17	26	16	16	37	21	35	16	197	100.00

複数回答あり

3 浜松市平成 28 年度認知症カフェモデル検証事業 21

4 「認知症カフェさんさん」の来店者数（表7）と来店者年代（表8）

表7 来店者数

	平成 28 年							平成 29 年		計	比率 (%)
	6 月	7 月	8 月	9 月	10 月	11 月	12 月	1 月	2 月		
男	3	5	7	4	4	3	4	8	4	42	21.5
女	10	12	19	12	12	34	17	27	10	153	78.5
計	13	17	26	16	16	37	21	35	14	195	100.0

表8 来店者年代

	平成 28 年							平成 29 年		計	比率 (%)
	6 月	7 月	8 月	9 月	10 月	11 月	12 月	1 月	2 月		
0〜39	2	1	8	1	1	3	0	1	0	17	8.7
40〜49	4	4	2	1	0	5	0	5	1	22	11.3
50〜59	3	2	6	3	0	8	2	9	2	35	17.9
60〜69	2	6	3	9	3	9	8	8	5	53	27.2
70〜	2	1	6	2	10	11	11	12	6	61	31.3
不 明	0	3	1	0	2	1	0	0	0	7	3.6
計	13	17	26	16	16	37	21	35	14	195	100.0

5 「認知症カフェさんさん」の来店の目的（表9）

表9 参加の目的

	平成 28 年							平成 29 年		計	比率 (%)
	6 月	7 月	8 月	9 月	10 月	11 月	12 月	1 月	2 月		
交流を求めて	1	1	0	0	1	5	5	4	1	18	8.57
相 談	8	7	12	10	8	11	7	13	3	79	37.62
イ ベ ン ト	7	7	13	5	2	19	13	21	11	98	46.67
そ の 他	1	2	0	1	2	4	0	0	0	10	4.76
不 明	0	0	1	1	3	0	0	0	0	5	2.38
計	17	17	26	17	16	39	25	38	15	210	100.00

複数回答あり

6 認知症に関する個別相談の成果

　個別相談で来店した方 79 人のうち，家族と伴に継続して来店して深

表10

御家族	J-ZBI_8 のスコア	
	相談開始前	相談終了後
A	22	20
B	14	6
C	15	15
D	6	5
E	29	29

く係わった方は5家族であり，J-ZBI_8を用いた介護負担の軽減を評価した結果3人の方が介護負担が軽減したと感じているが，2人の方はあまり変化が無いとの評価になった（表10）。

個別相談に来店した方は個別の困りごとをかかえていて，次のような声を聞いた。

- 自分はひょっとして認知症であろうか？
- 介護保険をとったらよいか？　取れそうか？　どのような手続きが必要か？
- 認知症と診断されたが何をするべきか？
- 認知症の家族の介護が大変になっているが良い方法はないか？
- デイサービスに通っているが，医療との連携が取れていないと思うが？
- 若年性認知症の御家族の悩み相談。

7 イベントメニューの評価

イベントとして開催した，シネマサロン（無料），ふれあいコンサート（無料），お料理教室の参加者の内訳は表11の通り。

表11　「認知症カフェさんさん」のイベント参加者内訳

シネマサロン	ふれあいコンサート	お料理教室	合　計
22	30	51	103人

「シネマサロン」

「この期間中は，終戦後 1960 年代に日本で公開されたアメリカ映画を，懐かしの女優（イングリット・バークマン，オードリー・ヘップバーン）シリーズと銘打って鑑賞していただいた。この鑑賞会は，以下のような特別な仕組みで行った。

① 関連する 4 通所介護事業所を利用している認知症高齢者約 60 名と共に鑑賞する。

② 弁士が，鑑賞の前に，その映画が製作された背景やその当時の日本との対比，出演女優の生い立ちやライフスタイル，参加者の若かりし日々の回想などについて解説し，その映画への関心を高める。

③ さらに弁士は，映画の節目節目に，それまでの経緯を確認するとともに今後の物語の展開を予告し，興味の継続と注意力の維持を促すトークを行う。

④ 映画終了後，30 分程，御菓子とお茶を頂きながらの茶話会にも参加していただく。

本仕組みは，通所介護事業所を利用している認知症高齢者を想定して考案した映画の鑑賞方法であり，「認知症カフェさんさん」から参加した方とのマッチングが心配であったがったが，参加者は映画の題名を見て参加申し込みをされるので，年代的なミスマッチは無く，特に上記②，③については好評であり，リピータが多い原因でもあった。④の茶話会は，「認知症カフェさんさん」からの参加者と通所介護事業所の利用者との交流を当初期待したが，なかなか旨くいかなかった。しかし，「認知症カフェさんさん」からの参加者同士の親睦は深まる結果となった。

「ふれあいコンサート」

高齢者ケアの手法の一つである音楽療法士による音楽療法は広く普及

しているが，ふれあいコンサートはあくまでもコンサートに主体をおいたイベントである。そのため，以下のような特別な仕組みで行った。

① 関連する4通所介護事業所を利用している認知症高齢者約60名と共に鑑賞する。

② 音楽療法ではなくあくまでもコンサートでの音楽鑑賞なので，プロやセミプロの音楽家を招聘して開催する。

③ 楽曲の合間には，演奏者が楽曲の誕生秘話や作曲家についての解説，演奏する楽器の説明などを行う。

④ 演奏が終了後，皆で歌詞カードも見ながら斉唱する時間を設ける。

⑤ コンサート終了後，30分程度，御菓子とお茶を頂きながらの茶話会にも参加していただく。

本仕組みの②は，通所介護事業所に通う認知症高齢者が若い時に出かけたコンサートの雰囲気を思い出していただくために考案したものである。認知症カフェさんさんからの参加者にとっても，コンサートのチケットを買って出かけるより手軽に音楽家の生の演奏に触れる参加できることが好評であった。その他評価の高いポイントは，近距離で生の音に触れるためコンサートの最前列席で鑑賞しているような迫力を感じる，上記②の演奏者のトークが新鮮である，などである。茶話会⑤については，シネマサロンと同様に「認知症カフェさんさん」からの認知症ではない参加者と，通所介護の利用者である認知症高齢者との交流は旨く行かなかった。

「お料理教室」

創作料理の専門家に御願いして開催したお料理教室は，500円の材料費を徴収していても，最も参加者の多いイベントメニューとなった。その特徴的な仕組みは以下の通り。

① 皆で昼食を作り，おしゃべりをしながら試食する。

② 創作料理のメニューとレシピはお料理教室の先生が予め準備し，参加者を確定させておく。当日はアシスタントが材料を購入して持参する。

③ 参加者は子育て中の主婦が多く，子ども連れで参加することが奨励された。参加者は，いずれも口コミで集まった方たちである。

本仕組みで好評であったことは，①の試食を皆でがやがやと行うことである。この結果創作料理を習得する以上に，参加者の親睦が深まり，「認知症カフェさんさん」以外の場面でもお互いに助け合える状態が構築された。特に，③に示した同伴する子どもは，入園前の幼児が多く，大人達の架け橋の役割を担っていた。

8 「認知症カフェさんさん」モデル検証事業の総括

平成 28 年 6 月から平成 29 年 2 月まで取り組んだ，個別相談の利用者は少なく，認知症カフェが世間に知られていないと考える。どのようにしたら地域の方々に広く認知していただけるかについて，自治会や児童民生委員の方からなる運営推進会議を開催して相談をした。推進会議のメンバーからは「認知症カフェの名称は敷居が高く，相談に行きにくい」などの意見もでて，現時点では妙案がなく，少しづつ認知されるのを待つしかないように感じている。

一方，イベントメニューの参加は好調で推移した。

- 無料のシネマサロンは，認知症の方を対象とした通所介護事業所のイベントに加わる仕組みである。このため，弁士が回想法的アプローチで映画の重要な場面で解説や質問をすることが地域の参加者にも受けて，好評である。
- 無料のふれあいコンサートは，昔着飾ってコンサートを聞きに行った認知症の方を対象にして，セミプロの音楽家を招聘して行う音楽会に加わる仕組みである。音楽療法とは違い，まさに音楽

会であることが地域の参加者に受け容れられている理由と考えている。

・お料理教室は，自身でも料理教室を開いている創作料理の専門家を招聘し，500円会費で開催している。幼児を抱えたママさんが主なメンバーで，毎回大変盛り上がっている。

　浜松市に働きかけ，現在は浜松市のホームページに市内の認知症カフェが一覧できるようになったことは，大きな一歩である。

❖ 参考文献

1) 志村孚城，奥山惠理子：株式会社創生　生体医工学研究所，漢字色別テスト物語編（Color Kanji Pick-out Test）解説書 2018.

2) 栗田主一：中央法規，2015.4，認知症初期集中支援チーム　実践テキストブック DASC による認知症アセスメントと初期支援.

第 II 章

日本の風土に合った認知症カフェ

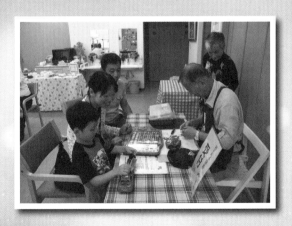

ここで言う日本の風土とは，伝統的な日本人気質とか慣習などの前に日本の医療保険制度と介護保険制度，並びに自治会組織，民生委員組織，社会福祉協議会組織，地域包括支援センターを中心とした地域包括ケアシステムなど，日本独特の医療福祉に関係する仕組みのことである。この中で，認知症カフェがどのような使命を持ちどのように活動していくかを捉えないと，自己満足の認知症カフェになってしまう。それぞれの仕組みとの関連性を中心に，認知症カフェの位置づけを記述する。

認知症カフェの守備範囲

■ 認知症の進行と認知症カフェの役割り

始めに，認知症のステージの変化に対応する認知症カフェの在り方に関する思考である。図6にSperlingらが示したAD診断のガイドラインを示す。認知症は，Aβの蓄積が始まっているが症状が顕在化していないPreclinical Stage of Dementia（PCD）と呼ばれるステージ，生活には支障がない軽度な認知機能障害のMild Cognitive Impairment（MCI）

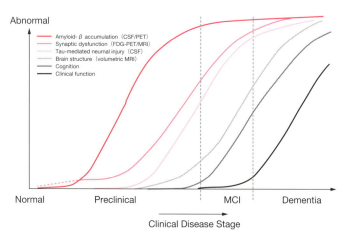

図6 AD診断のガイドライン

Sperling R A, P S Aisen et al：Diagnostic guideline for Alzheimer's disease, 2011.

と呼ばれるステージ，認知症（Dementia）のステージと進行する。

これらの進行の中で，認知症カフェの果たすべき役割りは自ずと違ってくるので，どのようなサービスを提供するかを慎重に考察してほしい。

2　認知症のケアパスから見た認知症カフェの役割り（図7参照）

認知症は前項で述べたように，PCD，MCI，認知症（軽度，中等度，重度）と進むが，ケア方法としては当初から生活の中心が家庭である在宅ケアがあり，中等度認知症まで続く。中等度になると，家庭の介護負担が限界に近づきショートスティの利用頻度が高くなる。重度に進むと，在宅ケアが終了して施設ケアに委ねざるをえない状況になる。

認知症かもしれないと思って受診すれば，MCIでなくても医療保険の対象になる。介護保険は介護認定審査で認められて初めて利用可能となる。医療保険と違うところである。最近は次項で示す新しい高齢者支援サービスとして「介護予防・日常生活支援総合事業（新総合事業）」が運営を開始し，サービスを受ける側のみならず提供する側にとっても複雑なシステムになった。

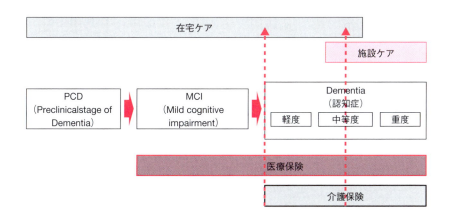

図7　認知症のケアパス

3 自治体の提供する公的サービスと認知症カフェの役割り

次に，自治体の介護サービスの実態の中から認知症カフェの役割りを考えてみよう。図8に自治体が提供する介護サービスの利用手順の全体像を浜松市の例で示す。従来は介護認定以降の介護保険サービスのみであったが，平成29年4月より「介護予防・日常生活支援総合事業（新総合事業）」を新たに加え，要介護認定から外れた高齢者を基本チェックリストを用いて拾い出し，介護予防・生活支援サービスを提供する道を作ったことである。基本チェックリストで非該当になった高齢者は一般介護予防事業に参加し，自主的に健康寿命達成に努めていただくことになっている。この中でも，認知症カフェの守備範囲を考察しなければならない。

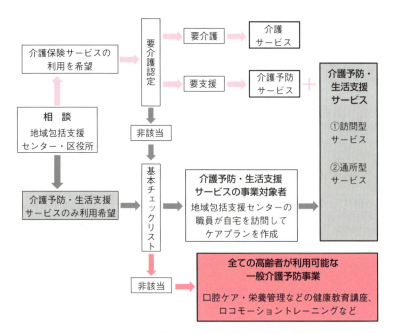

図8 自治体の介護サービス利用手順（浜松市の例）

４ 認知症カフェの守備範囲

　図 7 の認知症の進行度と図 8 の自治体の高齢者支援サービスの全体像から，高齢者支援のランクとの対照表を導きだした（図 9）。横軸に健康状態をとり，左端の健常者から右に行くほどに疾病が重篤になる。認知症の進行度を上段にとり，健常者・PCD，MCI，軽度・中等度認知症，重度認知症とした。下段には自治体の行う高齢者支援の支援レベルを示しているが，支援レベルの認定に用いる基本チェックリストや介護認定チェックリストには，身体機能と認知機能に関する項目があり，それらを総合して認定されるので，認知症の進行度との対比を行うことはかなり乱暴であるが，認知機能を基準にして対比表を策定した。認知症カフェの守備範囲については，この図 9 で示したように簡単化し，A：健常グループ，B：MCI グループ，C：軽度・中等度認知症グループ，D：重度認知症グループと区分して次に解説する。

健康状態	健常 ···➤ 疾病				
	A	**B**		**C**	**D**
認知症の進行度	健常者・PCD	MCI		軽度・中等度認知症	重度認知症
自治体の高齢者支援ランク	基本チェックリスト非該当者	基本チェックリスト該当者	要支援者	要介護者1～4	要介護5

図 9　認知症の進行と自治体の高齢者支援の対照表

Sperling R A, P S Aisen et al：Diagnostic guideline for Alzheimer's disease, 2011.

2 段階別の対象者の特徴とニーズ・対応

1 A（健常・PCD）グループの特徴とニーズ・対応

　健常者・PCDのグループの方は，認知症にならないために何をすれば良いかに強い関心を持っている。そして，認知症カフェを訪ねる方は本人である。加齢が認知症の最大危険因子であること，リタイアした後が危険であることなどを知識としてもち相談に来る。相談に応じられる専門家は，認知症についてMCI，認知症の初期症状などの知識と非薬物的予防方法の知識を有して指導できることが必要である。

　非薬物的予防方法として，われわれは「意欲」「自立」「交流」が認知症予防の生活に欠くべからざる要素であると指導している。特に第三者と楽しくコミュニケーションを取る機会を「交流」と言い最も効果的であると推奨している。「交流」の場として，われわれが運営しているシネマサロン，ふれあいコンサート，お料理教室も紹介しているが，老人会や地域の自治会の開催する趣味の会，おしゃべりの会も是非と推薦し

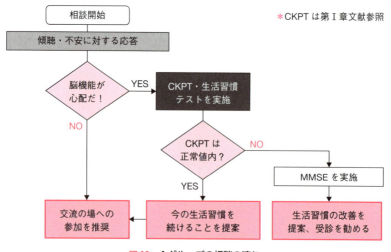

図10　Aグループの相談の流れ

ている。

　このグループの方の脳機能の陰りを心配している人には，前頭葉の微妙な低下を検出できる神経心理テスト（CKPT）を勧めてみている。4年間にわたり認知症カフェの個別相談を受けてきて，受けた方は10例に満たない。ほとんどの方が平均値を上回り問題のない方であったが，2例のみ MMSE まで行い医師の受診を納得していただいた人がいた。

❷　B（MCI）グループの特徴とニーズ・対応

　軽微な認知機能障害が顕在化した段階に進んだグループである。平成29年度認知症介護研究報告書〈企業における若年性認知症の人の継続雇用に関する調査研究事業〉では「認知機能低下は初めに本人がまず気付き，次に職場の人が気付き，その後に家族が気付く」とあるが，高齢期の認知症の場合も初めに本人が気付くように見える。本人が認知機能

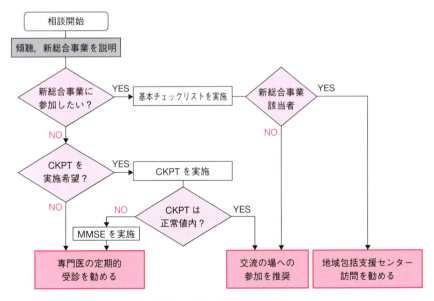

図11　Bグループの相談の流れ

低下を認めたくない本能があることを認識して対応せねばならない。

このグループの方は本人が認知症カフェを訪れる場合と家族と一緒の場合がある。いずれの場合も，「物忘れがこの頃ひどくなったので心配だ」と相談に来るケースで，医師に行きそびれている場合が多い。介護予防・生活支援サービス（新総合事業）の仕組みを説明し，基本チェックリストを用い思い過ごしでないかを調べ，事業対象者と予測できれば地域包括支援センターかあるいは行政の担当部署に行くことを勧める。基本チェックリストで非該当の場合は，サロン活動に参加して第三者との交流を勧める。

医師の診断を受け，MCI と診断されたケースでは，投薬がなく，次の受診予約もないため，不安で相談に来ることが多い。認知症の進行についてわかりやすく説明し理解して頂くことと，非薬物療法として脳血流がポイントであること，そして第三者との交流が脳血流を最も増加させることを納得していただき，住まいの近くのサロン活動に参画することを勧める。

❸ C（軽度・中等度認知症）グループの特徴とニーズ・対応

認知症と診断されて途方にくれている本人と御家族が来所する場合が多い。介護保険の仕組み，ケアマネジャーへの相談方法，介護保険認定の申し込み方法，介護保険サービスの利用方法などを説明する。介護保険サービスをどのように利用するかなどは個々の事情があり，不安の質も個々に異なるので，一方的な説明に陥らないように心配りをすることが肝心である。

一方，すでに介護保険サービスを利用しているが，利用施設やケアマネジャーに不満を持ち，不安のはけ口を求めてくる場合もある。単に話を聞きストレスの解消をして上げれば良いか，それともその中に重要な問題が潜んでいないか，対応する者の能力が問われる。

4 D（重度認知症）グループの特徴とニーズ・対応

　認知症ケアのケアパスの項で説明したように，このケースでは介護に疲れた家族が家族だけで認知症カフェに相談に来る場合が多い。相談の内容を次に挙げる。

- 排便や排尿のコントロールが出来ない。
- 昼夜逆転で夜眠れない。
- 話の論理がメチャクチャで言い争いが絶えない。
- 直ぐに家を出て行ってしまう。
- 施設に入れたいが，選択や申し込みの方法がわからない。
- 終の棲家をどのように考えたらよいか。
- 成年後見人制度の利用のしかたを教えて欲しい。
  　など

　これらの相談に最終回答まで答えることを認知症カフェの相談スタッフに求めることは，オールマイティにはなりえないので無理である。それぞれの分野の専門家（認知症の専門医，認知症外来のある医療機関，認知症対応の介護施設，行政の担当部署，あるいは地域包括支援センター等）に繋ぐことが使命である。したがって，対応できるスタッフの育成が課題である。

第 III 章

想定質問にお答えします

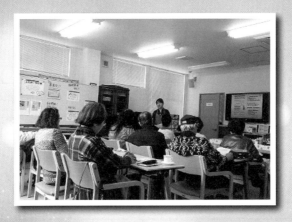

認知症カフェの地域交流メニュー参加者が個別相談に繋がるか

　平成27年度の浜松市認知症カフェモデル検証事業で，認知症カフェのミッションを漫然としか捕らえていなかったわれわれは，参加者が多いことが第一であるとの観念に取り付かれ，地域に評判となるイベントを交流メニューと称して充実させた。認知症カフェの最も大切な要件は相談メニューであろうと考えていたので，交流メニューから個別相談メニューに繋げることを期待した。具体的な方法としては，交流メニューと相談メニューの行き来を容易にするために，図12の実行プログラムに示すように，毎回交流メニューと相談メニューの両方を準備した。図中，交流メニューはイベントに区分し，相談メニューはA/B/Cに区分して表記している。A/B/Cの内訳は予約して受け付ける個別相談（A），認知症の方も交えた家族の交流会（B），家族介護者同士の情報交換会（C）でありきめ細かい対応で参加者のニーズに答えようとした。

　表1（➡ p.4）に示した検証事業の概要に示したように，イベント（ノルディックウォーク，おもちゃ修理コーナー，ロコモ体操，認知症

1月	区分	9：00	10：00	11：00　　12：00
9日（土）	イベント		ロコモ体操	
	A/B/C	A個別相談		C交流会
16日（土）	イベント		おもちゃ修理コーナー	
	A/B/C	A個別相談		
13日（土）	イベント		認知症サポーター育成講座	
	A/B/C	A個別相談	B情報交換会	
30日（土）	イベント		ノルディックウォーク	
	A/B/C	A個別相談	A個別相談	A個別相談

図12　平成28年1月の実行プログラム

サポーター養成講座）参加者，友達作り，見学と相談の重複が全くない
と言う結果になった。集客用に企画したイベントはそれなりに目的を達
成したが，認知症ケフェの目的の一つである相談対応へ繋げる思惑はは
ずれたと言わざるを得ない。

2 認知症の方も交えた家族の交流会（B），介護家族同士の情報交換会（C）の必要性

　表5（➡ p. 13）の月間運営スケジュールを，デイサービスを利用者
している家族に提示して，家族の個別相談（A），交流会（B），介護家
族同士の情報交換会（C）の参加を呼びかけたが，交流会，情報交換会
への参加はなくほとんどが個別相談の希望であった。
　振り返ってみると，交流会や情報交換会は既存の認知症家族の会が長
年実施してきたミッションであり，それらの運営方法や活用方法につい

表12　現在活動中の家族の会等

名　称	公益社団法人 認知症の人と家族の会	全国若年性認知症 家族会・支援者連絡協議会
事 務 局	〒602-8143 京都市上京区猪熊通丸太町下ル仲之町519 番地 京都社会福祉会館内 www.alzheimer.or.jp	〒160-0022 東京都新宿区新宿1-25-3 エクセルコート 新宿302 若年性認知症サポートセンター内 www.jn-support.com
対　　象	アルツハイマー病など認知の人と家族等	若年性認知症
支部組織	全国47都道府県	全国47団体が登録（2018年8月）
活　　動	1980年に京都で任意団体の「呆け老人を かかえる家族の会」として設立。	2010年東京で行われた「全国のつどい」 をきっかけに設立。 若年性認知症に特化した支援とケアを拡充 するための社会活動を共同して行う。
会 員 数	11,470名（2016年度末現在）	未　集　計
その他	国際アルツハイマー病協会と連携 認知症関係当事者・支援者連絡会議団体	認知症関係当事者・支援者連絡会議団体

表12　現在活動中の家族の会等（つづき）

名　称	レビー小体型認知症サポートネットワーク	男性介護者と支援者の全国ネットワーク
事　務　局	本部組織はなし http://dlbsn.org/	〒602-8143 京都市北区等持院北町 56-1 立命館大学 人間科学研究所 気付 TEL/FAX：075-466-3306
対　　　象	レビー小体型認知症	
支部組織	全国 19 地区	
活　　　動	2008 年に発足した家族会「レビー小体型認知症家族を支える会」の後継組織。各地区組織の自主的活動。	
会　員　数	未　　集　　計	
そ　の　他	認知症関係当事者・支援者連絡会議団体	認知症関係当事者・支援者連絡会議団体

てもそれぞれ培ってきたノウハウがある。認知症カフェのメニューとして深く考えずに企画したそれらに参加者が少なくて幸いであったと反省している。ちなみに，日本で現在活動中の家族会に類する組織を表 12 に示す。現在は，個別相談の中で家族会の要望や必要性があれば，それらをご紹介するようにしている。

③　個別相談の待ち受けかたについて

　平成 27 年浜松市の実施したモデル検証事業では，毎回表 5（➡ p. 13）に示す理想的な人員体制を整えカフェ来訪者を待ち受ける資金的余裕があった。延べ 11 人の職員が係わり，ノルディックウォークには 2 人の学生のボランティアが，おもちゃ修理にはおもちゃ博士の奥様の応援があり，毎回 4〜7 名の人的資源を投入した。

　特に個別相談の待ち受け体制は，介護保険に関する相談を受けることが可能な認知症ケア専門士の資格を持つケアマネジャーを，介護相談に

は認知症介護の実践を4年以上経験している専門家を配置して，それぞれが開業時間に待機するものとした。延べ43人の相談者に対して延べ50人×3時間の対応であった。県西部地域で初めての認知症カフェのため宣伝が行き届かなかったことを割り引いても，コストパーフォーマンスが悪いことは自明であったため，現在はすべての認知症カフェで個別相談は予約制にしている。

 認知症サポーター養成講座の必要性

　認知症カフェの中に認知症サポーター養成講座を設けることは，地域の方々の認知症の方を支援する知識を啓蒙する上で必須要件であろうと当初（2015年2月）から考えていて，2018年3月まで月1回のペースで開催してきた。当初は，地域の児童民生委員や自治会に働きかけると同時に近隣に宣伝チラシをポスティングするなど，精力的に地域住民に働きかけてきたが広報宣伝活動がしりつぼみになると，参加者が減少していった。

　結論として，認知症カフェにおいて定期的に認知症サポーター養成講座を開催することはやめた方が良いことが判明した。ただし，一次的なイベントとして十分な準備を整え実施することは意味がある活動であると考える。

 目玉となるメニューについて

　2019年以降認知症カフェの創設を志す方が増えてくるので，開設する認知症カフェを特徴付けるメニューが必要である。基本となるカフェメニューや相談メニューで特徴付けても良いし，イベントメニューでも良い。但し，カフェの継続性を考慮して，経済的負担とならないような

内容にしなければいけない。助成金で運営していて，それが終了したらばそのメニューも終了，とならないようにアレンジして下さい。開設者の人脈を活用した地域の協力者をどこまで得られるかが鍵となる。

　カフェメニューでは，われわれは障害者の作業所で作ったクッキーを仕入れ価格で提供していることが特徴であるが，例えば予約制にしてそのカフェに行けば素晴らしいスイーツ，昼食などが食べられるなども良いと考える。

　相談メニューでは，前述のように認知症の専門家が必須であるが，予約をすれば特定分野の見識の高い専門家に相談できる仕組みをつくり，それを PR する方法もある。この時，相談は有料にしても良いと思う。

　イベントメニューは難しい。われわれのモデル検証事業の中で，認知症カフェの世代交流を集客の目玉とし，「ノルディックウォーク」と「おもちゃ修理コーナー」を設けた。それぞれを正式な資格を持った方にお願いした。利用者の方々に大変喜ばれ大成功であったが，助成金の終了後は経済的になりたたないので中止せざるを得なかった。一方で，デイサービスで毎月主催している「ふれあいコンサート」と「シネマサロン」に無料で参加するイベントは好評で，毎回地域のお元気な高齢者が常に3～5名ほどが参加している。また，認知症カフェの隣にあるデイサービスの厨房を使って有料（ワンコイン）で実施しているお料理教室は，毎回5～6組の子どもづれのお母さん達の交流の場になっているが，お料理教室の講師の先生の明るさによるところも大きい。

第 IV 章

新しい認知症カフェ

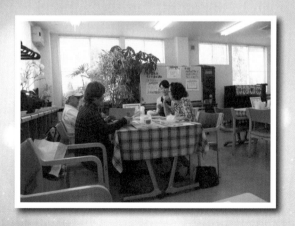

1 出前認知症カフェ

　浜松市の助成を受けて実施している認知症カフェは，地域の包括支援センター，認知症地域支援推進員，地区自治会，民生児童委員の方々の意見を聞く「運営に関する会議」を年2回開催することが義務付けられている。その中で，認知症カフェまで出かけていくことが高齢者にとって大変であるので，高齢者がいつも集まる集会所まで出前してもらえないかと言う要請がでた。

　この意見を踏まえ，少し普遍化した企画として「出前講座」の企画をし，地域の関係者に配布したのが図13に示したチラシである。

　初めての出前講座は地区社協からの依頼を受けて実施することが決まった。認知症カフェの事務部門が作成して提供したチラシを図14に掲載する。地区社協の集客力が大きく，200名以上の参加者があった。

_____殿

認知症カフェさんさんの出前講座の実施（ご案内）

　浜松市の助成を受け，平成 30 年度も認知症カフェさんさんは，お元気な高齢者から基本チェックリスト該当者，要支援・要介護者まで広範な守備範囲の使命を全うすべく務めております。今回のご案内は，お元気な高齢者を対象に，認知症に陥らない「脳いきいき講座」を出前（無料）で行うものです。下記要領をご覧の上，講座を実施してみようと興味を持たれた方は御連絡下さい。月 1 回程度の実施を予定しており，日程などをご相談させて頂きます。

（　記　）

1．**案内チラシ原稿の作成**
　　①実施希望者と相談して案内チラシ（別紙）の原稿作成
2．**「脳いきいき講座」の実施（1 時間 30 分程度）**
　　①講演「認知症予防の秘訣」（講師：日本認知症学会名誉理事ほか）
　　②脳いきいき度のチェックの実施と結果の返信
　　③喫茶（コーヒー・紅茶・クッキー）の準備
3．**実施者に準備していただく事項**
　　①会場の準備（20 人程度）
　　②案内チラシのコピー・配布
　　③参加者リストの作成
　　④実施日の監督者の配置（5 人に 1 人）・返信封筒の確認
4．**経　費**
　　・案内チラシ原稿の作成・「脳いきいき講座」に係わる費用は無料
　　　（但し，喫茶は有料）
　　・実施者は準備事項の関係費用を負担
5．**実施申し込み先**
　　特定非営利活動法人地域創生支援事業団　認知症カフェさんさん
　　TEL：053-523-6070　FAX：053-525-8806

以上

…………………………………実施申し込み欄…………………………………

認知症カフェ出前講座「脳いきいき講座」の実施を希望します。

　実施者団体名称_____

　代表者_____　　　担当者_____

　TEL_____　　　　　FAX_____

　開催希望日時_____　　場所_____

図 13　「出前講座」の企画

46　第Ⅳ章　新しい認知症カフェ

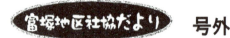

号外

2018年9月20日

脳いきいき講座
認知症予防の秘訣
脳の健康診断をうけませんか

認知症はどのような病気か、認知症にならないためにどのような生活習慣を心がければよいか、についてお話を聞き、同時に脳いきいき度のチェックを受ける機会を作りました。当日、身体機能の維持向上の為の、健康体操も行ないます。

- ★ 日　時　平成30年10月16日（火）
  13時30分〜15時30分
- ★ 会　場　富塚協働センター2階ホール（エレベーター有り）
- ★ 講　師　志村孚城・奥山恵理子
- ★ 参加費　無料（申し込みは不要です）
  出来るだけ公共交通機関をご利用ください
- ★ 後　援　NPO法人地域創生支援事業団　認知症カフェさんさん出前講座
  TEL 053-523-6070　FAX 053-525-8806

講師の紹介

志村孚城

㈱創生代表取締役、NPO法人地域創生支援事業団理事長。日本生体医工学会BME on Dementia 研究会会長、日本早期認知症学会名誉理事、静岡レビー小体型認知症研究会世話人代表。超音波医工学会工学フェロー、博士（工学）。

奥山恵理子

㈱浜松人間科学研究所　代表取締役
精神保健福祉士、主任介護支援専門員、臨床検査技師、認知症介護指導者、上級認知症ケア専門士、日本認知症ケア学会評議委員、博士（リハビリテーション科学）

※お問い合わせ先
富塚協働センター内「ふれあいコーナーとみつか」（472-8868）まで

図14　出前カフェのチラシ

2 大学病院で開催した認知症カフェ

　厚生労働省の認知症施策推進総合戦略（新オレンジプラン）[1] では，認知症の人の意思が尊重され，できる限り住み慣れた地域のよい環境で自分らしく暮らし続けることができる社会の実現を推進している。平成27年1月27日，厚生労働省が認知症対策総合支援事業の中で，地域の認知症を心配する人や認知症の人のご家族が認知症の専門家に気軽に相談にいける場所として「認知症カフェ」の設置を推奨している。認知症になっても，住み慣れた地域で安全・安心に暮らし続けることができるよう，認知症である人及びその家族，地域住民，専門職等の誰もが気軽に集うことができるのが認知症カフェである。わが国の認知症カフェは，通所介護施設，介護保険施設，地域ボランティア，自主グループの運営などさまざまな組織[2] で展開され，平成30年には日本の全地域に設置を目指すものである。また，専門職や研修を受けた市民ボランティアが参加して，認知症への偏見をなくし，認知症になっても暮らしやすい地域をつくる作りの場[3] としても重要である。

　浜松医科大学医学部附属病院は，患者の高齢化が進み，外来受診者は一日千人以上，入院患者は認知症やせん妄のある患者が多くなっている。また，地域包括ケアシステムの一員として地域医療の中心的役割を担っている。今回，多くの患者が訪れる大学病院で，気軽に認知症について相談できるように認知症カフェを企画した。

　開催目的を

① 入院・外来受診の認知症患者と家族の居場所作りと，介護相談や対人交流による認知症予防や回想法などによる脳機能の活性化をする。

② 地域包括ケアシステムの一貫として，相談者からの初期の認知症，若年性，軽度認知障害（MCI）などの情報提供を積極的な

治療や地域の医療・介護サービスへつなげる。
③ 認知症保健・医療・福祉の専門職の連携・情報交換と看護学生

【認知症カフェのメニュー】

- カフェメニュー：お茶を飲みながらオシャベリをして脳を活性化する場を提供します。
- 認知症予防メニュー：看護師・保健師・精神保健福祉士，介護支援専門員（ケアマネジャー）など専門家による認知症予防に関するよろず相談を行います。
- 介護相談メニュー：家族からの介護相談（例えば排泄介護）など在宅における認知症高齢者のサポートを行ったり，適切な部署に紹介することで，家族の介護負担の軽減を図ります（写真2）。
- 回想法メニュー：脳を活性化し精神状態を安定させ，長く続けることで認知症の進行予防やうつ状態の改善，脳を活性化する場を提供します（写真3）。

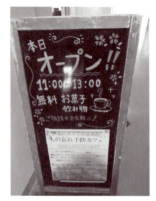

写真1　認知症カフェの掲示板

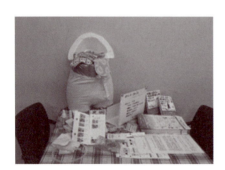

写真2　排泄ケアの用具

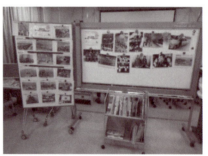

写真3　回想法の写真と資料

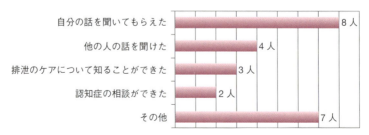

図15　参加してよかったこと（n=14，複数回答）

が認知症について学ぶ場とする
とし【認知症カフェのメニュー】を用意した。スタッフは，教員 3 名，介護支援専門員 2 名，卒業生ボランティア 2 名，看護学生 5 名で，2018 年 3 月病院外来棟の会議室にて 11：00～13：00 に試行的に開催した（写真 1）。2 時間であるが，高齢者とボランティアや専門職など 20 名以上が参加された。以下に参加者から回答頂いたアンケートの結果をまとめた（図 15，16）。

　参加して良かったことでは，「自分の話を聞いてもらえた」57.1％，「他の人の話を聞けた」28.6％「排泄ケアについて聞くことができた」21.4％である。参加者の対人交流の増加や自分以外の状況について見聞きすることで視野が広がる等の効果が示されているのではないかと考える。また，排泄ケアの専門家から排泄用具の展示などがあり，専門的な知識や対処方法を知ることが貴重な機会になったようである。

- 4 年生の学生さんが話し相手になってくれたり，いろいろ気を使って頂き，嬉しかったです。
- とても参考になった。佐藤先生＊のお話は具体的で特に良かった。
- お話することがとても楽しかった。良い人たちに会えてもっとお話がしたかった。
- 「参加してよかったこと」と同様（地域にこういう場があり，いつでも行ける，話ができるところというのはとても良いですね。高齢者分野のことをよく知らないので，もっと地域の方，病院の医師，看護師など多くの人に認知されるとよいなと思いました。）
- 院内にも沢山，この様な場所を求める人はいらっしゃると思います。病院と地域とつながるきっかけになればいいと思います（当事者，介護者共に…）
- 気軽に相談できる機会を提供してほしい。
- もの忘れ予防カフェに参加するということに意義があると思いました。
- 気軽に立ち寄れる場所だから。
- 話がしたい。話ができること。色々と教わることが多いから。楽しい。
- 気軽に話せる場として活用できると思います。
- 医大で開催した際，入院患者や外来待ちの方，多くの方が参加できるとよいです。そうしていくうちに多くの方に周知できると思います。

＊　佐藤先生は排泄ケアのスペシャリストです。

図 16　参加者からの意見

高齢者の皆様は，参加したことで物忘れの不安が解消された様子である。学生との交流は，世代の違いがお互いの刺激になり，元気になる，また，話がしたい，話ができる場所が欲しかったとの意見があり，外来受診や入院での検査・治療で不安がある患者や付き添う家族にとって，気軽に話し合える認知症カフェは，認知症に関しての相談だけでなく，心情を吐露する場として有効と考えられる。医療者主導の会話ではなく，患者が主役になって話したい話を存分に話す場が求められており，病院がその場を提供することが患者の回復過程を助けることになると考えられる。

本企画は，試行的な開催であったが，多くの方の参加，協力をいただき，無事終了できた。予想以上の高齢者，専門職に参加して頂いたことは，患者やその家族が気軽にお話したり，リラックスできるなど場所の提供が必要であると感じた。認知症カフェは認知症の進行予防効果の可能性があり，認知症者のみならず，その家族への効果についても報告[3]されている。今回は看護師，臨床心理士，医師など病院職員のほかに，浜松市高齢福祉課の職員や保健師が参加され，職場や職種を超えた多職種間の情報交換の場となった。また，参加された皆様のさまざまなニーズに対応するためにはお話以外の企画を検討する必要を感じた。大学病院には多くの専門職が働き，医学生，看護学生がいる。専門職による知識や情報提供のミニ講座や学生を交えたレクリエーションなど大学病院だからできる認知症カフェが開催できると感じた。最近では急性期病院[4]や大学病院[5]での認知症カフェが報告されている。医療機関における認知症カフェは，医療と介護の連携や介護相談ができる場としても重要である。受診のついでや入院中に患者自身，時には患者が介護している家族について，気軽に相談でき，情報を得られることは，病気や障がいがあっても住み慣れた地域で自分らしい暮らしを続けることにつながると考えられる。また，学生にとっては学びの機会になる。実習や学園

祭などの認知症カフェも企画できればと思う。認知症カフェの経験は，看護師になってからも活かされ，経験を重ねてリーダーとなった時には，みずから運営側にもなることもできる。医療施設における認知症カフェの継続的な開催は難しいこともあるが，多職種チームとの連携や「家族会」を兼ねるなど開催方法を工夫し，継続できるように検討していきたいと思う。

❖ 参考文献

1) 厚生労働省：認知症施策推進総合戦略（新オレンジプラン）認知症高齢者等にやさしい地域づくりに向けて．2017　https://www.mhlw.go.jp/stf/seisakunitsuite/bunya/0000064084.html
2) 武地一：認知症カフェハンドブック，クリエイツかもがわ，p36，2015.
3) 角マリ子，多久島 寛孝，認知症カフェおよびサロンにおける認知症者とその家族支援についての文献的考察，熊本保健科学大学研究誌，15，109-120，2018
4) 中川 宗史，美馬 敦美，岩本 尚美，急性期病院における認知症カフェの報告，日本医療マネジメント学会雑誌，19（S），250，2018
5) 藤元 流八郎，大中 洋平，認知症カフェの新たな試み　大学病院コラボカフェ，難病と在宅ケア，24（5），39-42，2018

第Ⅴ章

まとめ

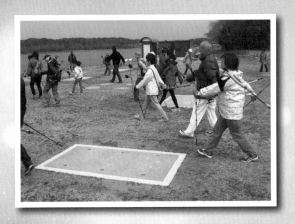

試行したカフェメニューの分析

どのような人がどのような目的で訪問したかとそれに対してどのようなメニューを提供したかについて整理した（表13）。

表13　認知症カフェの利用方法の区分

訪問の種別			提供したメニュー	
訪問者	訪問の目的	疾患区分	メニューの名称	提供者
本人1人あるいは家族と一緒	・どのように生活したら認知症に掛からないようになるか。 ・自分は認知症にかかっていないか。	健　常	認知症予防講座	認知症予防の専門家[1]
^	^	^	認知症のサポーター養成講座	キャラバンメイト
^	^	^	認知機能予防相談テスト（CKPT）	認知症予防の専門家[1]
^	^	^	お料理教室	料理の専門家
^	^	^	シネマサロン	シネマの解説員
^	^	^	ふれあいコンサート	音楽家
^	^	^	おもちゃ修理工房	おもちゃ博士
^	^	^	ノルディックウォーク	ノルディックウォークインストラクター
^	^	^	ロコモ体操	ロコモ普及員
本人と家族	・MCIが判らない，如何に生活すべきか。 ・介護保険の使い方を知りたい ・家族は認知症とどのように係わったら良いか。	MCI	個別認知症相談	認知症ケアの専門家[2]
本人と家族あるいは家族	・認知症の進行防止方法を知りたい。 ・医介連携方法を知りたい。	軽中度認知症	個別認知症相談	認知症ケアの専門家[2]
家　族	・在宅ケアに限界がきた，どのようにしたら良いか。 ・お金の管理が出来ない，遺言を書きたい。	重　度認知症	医介連携方法を指導	認知症ケアの専門家[2]
^	^	^	終活方法を指導	成年後見人[3]

*1　認知症介護指導者，認知症介護実践リーダ研修了者，日本老年精神医学界認定専門心理士
*2　認知症介護実践者研修修了者，日本認知症ケア学会認定認知症ケア専門士，
*3　日本精神福祉士協会認定成年後見人

認知症カフェを訪問した方は，それぞれ明確な目的をもって来所していて，その目的は疾患のありなしやその程度で区分できることが見えてきた。漫然とカフェで御茶を飲み一休みしていかれる方は，イベントに参加して認知症カフェに馴染みになり，認知症カフェに対する敷居が低くなった健常な方に見られた。しかし，そのような方は一般的な認知症についてのおしゃべりはするが，ご家族や本人の認知症相談をすることは極めてまれであった。

2　総　括

　認知症カフェを実施しようとするときは，初めに認知症の段階を配慮した守備範囲を明確にすることが必要であることを理解していただけたと思う。図17には認知症のレベルと実施するのに相応しいメニューと個別相談時の調査ツールを示している。
　カフェと個別相談メニューはあらゆるレベルの認知症を対象として準備すべき基本メニューである。ただし，個別相談メニューを実施する際

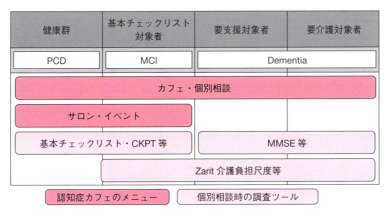

図17　認知症のレベルと相応しいメニュー

は，開設する仲間と動員するマンパワーの認知症の専門家としての技量を推し測って自分たちの守備範囲を決め，それ以外は外部を紹介するルールを予め準備することが大切である。個別相談に対して，思い込みで間違った応答をすることは大変危険であるので，注意して頂きたい。いずれにしても，個別相談は相談者と相談を受ける人との信頼関係の上に成り立つので，相談を受ける側としては，服装，言葉づかい，所作にもしかるべき研鑽を図り備えていただきたいと思う。

　それに対してサロンやイベントは，認知機能の低下が表面化しない方も含めた健康群や MCI のレベルを対象とすべきである。ある程度自立している方でないとイベント中に事故を起こしたり他の参加者に迷惑をかけるケースが発生するリスクがあり，それを防止する介護士や看護師を配置するようになる。このような，要支援対象者や要介護対象者のサロンやイベント（介護保険の世界では最近利用者に提供するレクリエーションと言うことも多い）は介護保険の施設に任せるべきと考える。認知症カフェがミニデイサービスにならないように注意して頂きたい。

　図 13 中下段に示した個別相談時の調査ツールは，対応者は感覚ではなくエビデンスのある評価方法を用いて相談に対応していただきたいとの筆者の願望であるが，個別相談時に必ず使うものではない。基本チェックリストや CKPT を使う場合は，認知症カフェに個別相談で来訪した方で「自分は認知症は大丈夫と思っているけど心配だ」と訴えた方に適用した。安心した方と地域包括を紹介した方に分かれる。MMSE は「自分は認知症では絶対にない」と言い張るが明らかに認知障害が表面に出ている方に対して，どちらかと言えば本人やご家族に納得して頂く手段に用いる。

　今後，認知症の方が介護サービスを受けていない時間を在宅で過ごす時間が多くなる。ただ家に閉じこもっているばかりではなく，コンビニ

やスーパーで買い物をしたり，レストランや食堂で食事をしたり，一般の人に混じって街中を活動する時代がすぐ近くまで来ている。この時の認知症カフェの果たすべき役割りについて，今後も考え，実践し，その結果を発信していきたい。

今の段階でいえる事は，認知症カフェは社会奉仕が中心の事業であり，開設を志す方々の熱い思いによっていることである。

新しい認知症カフェについての考察

従来の認知症カフェは「店舗を開く」という意識が優先し，利用者に対して宣伝をして，知ってもらい，来てもらうという待の運営のやり方であった。認知症カフェの認知度が低い今日では，待の運営から脱却して，アクティブに利用者に接近していく運営を取り入れて行くべきと思う。その観点から第Ⅳ章で新しい認知症カフェの2つの形態のモデルを取り上げて紹介した。

出張認知症カフェは，歩いて集合できるような集会所や公民館に出かけていくカフェであり，地域の要望に応える形で運営される。すなわち利用者に接近していく運営の1つのモデルである。

一方，大学病院の開催した認知症カフェは，医療で通院している方の多い場所の真っただなかに認知症カフェを設け，利用者の医療面でのニーズに応える対応者も現場に居るという設定も，利用者に接近していく運営の1つのモデルになると思う。

付　録

認知症カフェの調査研究から見えること

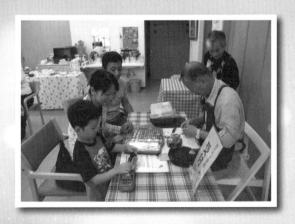

認知症カフェのあり方と運営に関する調査研究事業報告書[1)]

　公益社団法人認知症の人と家族の会が2012年度の厚生労働省の本事業を受託したことから，認知症カフェにもっとも近い活動が家族の会であると思われていたことを象徴している。認知症カフェとはオレンジプランで示された「認知症の人と家族，地域住民，専門職等の誰もが参加できる集う場」ではあるが，この調査はそれに限定しないで，それに類する集いの場も認知症カフェに含め，横断的調査が行われた。2012年頃の日本の認知症カフェの状況を紐解くために有用であろうと思われるので，5形態に分類された報告の要旨を示す。

　①認知症の人と家族が集う場の発展型
　　　カフェを立ち上げた人は自身が家族として認知症の人を介護した経験のある場合がほとんどで，運営目的に認知症の人の思いを社会に発信する場を挙げていることが特徴的である。
　②認知症または高齢者の専門施設発展型
　　　医療・介護の専門職や福祉専門職が対応し，認知症の初期の人の支援や相談の場としての機能を運営目的の優先にかかげられていたカフェである。
　③自治体のモデル事業型
　　　市町村からの公的資金をもとに，無料で集まる場を提供し，地域の仲間づくりや認知症を理解する手助けをすることが主なカフェである。
　④地域住民が集う場の発展型
　　　「地域の縁側」「まちの居場所」などの呼称で親しまれている地域住民の集いの場で，参加費を徴収して毎日運営しているカフェであ

る。

⑤既存形態にとらわれない個人の実践発展型

　行政の制度ではフォローしきれない人の支援，介護者・高齢者支援，地域の横のつながりつくりなどを目的として，個別の開設者の熱意で運営されているカフェである。

2 認知症カフェの実態に関する調査研究事業報告書[2)]

　2016年，厚生労働省の平成28年度老人保健事業推進費等補助金を受けて社会福祉法人東北福祉会認知症介護研究・研修センターが実施した調査研究報告書である。認知症カフェの背景や共通理念の記述や，全国的に展開した調査結果が，認知症カフェ事業に参画したいと考えている方に重要な示唆を与えている。

■ 研究事業の背景

　研究事業の背景として以下の記述を抜粋させていただいた。筆者が特に重要であるあると考えるところにアンダーラインを加えた。

　　「わが国における「認知症カフェ」は，1997年に始まったオランダのアルツハイマーカフェや，それをモデルにしたイギリスの先駆的事例から学び2012年のモデル事業ではじめて用いられた名称である。オランダで始まったアルツハイマーカフェはその趣旨に多くの国の関係者が賛同しきわめて短期間でヨーロッパを中心に広がっていった。ただし，オランダで実施されているアルツハイマーカフェの理念や方法が正確に継承されてはおらず，その国の文化や生活習慣，社会的背景，介護・社会福祉政策に応じて形を変えて普及していった。……（以下略）」

❷ わが国の認知症カフェの共通概念

　この研究で調査した結果，認知症カフェの実施主体や運営者による考え方や理解の違い，また開催場所による特徴や制限から，きわめて多様化していることが明らかになったとの記述がある。そこで，この調査を推進した研究事業委員会では，厳密な基準ではないものの，運営に迷った際，他の関係者に説明する際，地域からの理解やサロンとの違いを説明する際にも提示できる定義もしくは目指すべき方向性等のビジョンが必要であるとの結論に至り，次に記す提案がなされた。

研究委員会提言

「認知症カフェの共通概念」

○認知症カフェは，認知症の人と介護者を第一に，地域住民，専門職も，住みやすい地域社会づくりに貢献できる場所であること。

○認知症カフェは，多様な人々との対話と会話を基盤としており，地域そして地域住民とのゆるやかな調和と協働により成立するものである。

　そのためには，

- ・認知症の人が安心して参加できるような，合理的な配慮[*1]がなされていること。
- ・内容については，特に認知症の一次予防[*2]が主目的ではないなどの配慮がなされていること。
- ・アクティビティを取り入れる際は対話と会話を促すための手段であり，それ自体が目的でないことを理解すること。

等が必要であり，静かに休める場所なども準備されることが望ましい。

これらを前提に次のようにタイプを分類した。

～認知症カフェのタイプ～

①情報提供や学びを主たる目的としたタイプ

　例：カフェスタイルでのミニ講座が用意されていたり，専門職等からの情報提供がされていたりする。

②特にプログラムは用意されていない居場所を主たる目的としたタイプ

例：特にプログラムなどはなく，場合によっては自由な時間枠の中で開催され，その中で専門職による相談なども行われている。

③家族と本人のピアサポートを主たる目的としたタイプ

例：地域住民はあまり参加せずリラックスした雰囲気で当事者同士や家族介護者同士の話し合いや相談などが行われている。

---

*1　なお，ここで言う合理的な配慮とは，認知症の人やその家族が認知症カフェで特別視されることや排除されることなく，自然に溶け込めるための専門職等による専門的な配慮のことである。具体的には，認知症に参加するうえで，地域住民に自然に受け入れられるように，会話の橋渡しや友達を作るため関係づくりを意識した声掛けや誘導，安心して過ごせるための環境づくりなどである。
*2　一次予防とは，ここでは認知症にならないための取り組みのことを言う。

3　調査結果の概要

ⅰ）認知症カフェの年間設置件数の推移

わが国では 1995 年 2 件開設が始まりで，その後微増であったが，2013 年から 61 件，197 件，511 件と急激に増加し，2016 年には 643 件に達した。

ⅱ）認知症カフェの開設場所

デイサービス・デイケア：216 件，特別養護老人ホーム・老人保健施設：146 件，グループホーム・小規模多機能施設：135 件，以上介護医療関係（53.4％），コミュニティーセンター等：195 件，以上公共施設（18.4％）などが 100 件以上の開催場所で，合計は 1,471 件に達している。

ⅲ）運営主体と運営方法

運営方法の調査で，複数回答が認められている回答結果を示す。最も多いのが地域包括支援センター：500 件で，グループホーム・小規模多機能施設：221 件，特別養護老人ホーム・老人保健施設：191 件，市町村：148 件，NPO 法人：121 件，ボランティ

ア団体：113件，社会福祉協議会：101件と続き，次いで家族の会が98件と多い。運営方法については，単一法人が1,154件と断然多いが，協働運営も227件（19.4%）と少なからずある。

iv）参加費等

参加費は，100円：544件，200円：213件，300円：121件，それ以上：85件，無料：418件であり，参加費の徴収方法としては，1回ごとの徴収と無料を合わせると1,396件（94.7%）である。

v）開催頻度・開催時間

開催頻度は，月1回以下の開催が148件もあるのに対してほぼ毎日開催しているところが10件もある。最も多いのは月1回：920件で，月2回：150件，月4回：70件が続く。開催時間は半数以上が120分：653件で，次いで90分：215件，180分：127件と続き，360分以上が33件もある。

vi）認知症カフェの参加者・事前申し込み

調査報告書に次の記述があり，抜粋した。

- ・参加者数の平均は10～19人が38.8%と最も多く，20人未満での開催が全体の63%を占め，平均で17.6人であった。
- ・参加者それぞれの平均人数は，認知症の人4.41人，家族3.56人，地域住民8.8人，専門職3.98人であった。
- ・認知症の人の程度は，疑い・MCI：32.5%，軽度・中等度：34.5%，中等度・重度：6.2%，その他若年性認知症等：4.7%であった。
- ・参加申し込みは，79%が不要であった。

vii）運営スタッフ

運営スタッフの人数は平均3.67人であり，専門職が4.38人で最も多い。内訳はケアマネジャー：67.5%，介護福祉士：58.7%，社会福祉士：48.3%，看護師：43.5%である。

viii） **認知症カフェで行われているプログラム**

　　　複数回答の調査で，カフェタイム：1,292件（87.6%）を除いて，介護相談：1,032件（70%），アクティビティ：931件（63.1%），ミニ講話：798件（54.1%）と続き何も行わない認知症カフェ：345件（23.4%）も存在している。

ix） **認知症カフェの運営・開設にかかる費用**

　　　開設の費用は，0〜1万円未満が44.4%と最も多いが，1〜50万円まで広く分布している。また，運営費（複数回答）は，徴収した参加費：56.6%，自治体の補助金：39.7%，法人予算32.7%がほとんどを占めた。

x） **地域支援推進員との関わり**

　　　29.7%の認知症カフェは地域支援推進員が企画運営に係わっている。

❹　認知症カフェの運営上の課題

運営上の課題について調査した結果，以下が抽出された。

- 認知症の人が集まらない
- 地域の理解が得られていない
- 運営方法に不安がる
- 運営スタッフが集まらない
- 人材育成に課題がある
- プログラムや内容で困っている
- 運営費用に不安がある
- 将来的な継続に不安がある

❖ 参考文献

1) 公益社団法人　認知症の人と家族の会：認知症カフェのあり方と運営に関する
調査研究事業報告書，2013 年 3 月.
2) 平成 28 年度老人保健事業推進費等補助金（老人保健健康増進等事業）報告書：
社会福祉法人東北福祉会　認知症介護研究・研修センター，平成 29 年 3 月.

あとがき

認知症カフェを開設したいと考えている方々に対し，辛口の手引書になってしまった感じがする。自分の持てる資質にあった範囲で，背のびしない運営を行うことの大切さを，この手引書から読み取っていただきたいと思う。

認知症カフェをビジネスとして運営しようと思っている方は少ないと思う。現在は，認知症カフェは社会貢献事業であり，カフェメニュー以外は無料という社会の価値観が固定化しているので，開設者の持ち出しが多いことを覚悟して取りかからざるをえない状況である。今後は，カフェメニュー以外の交流メニューや相談メニューについても有料化が進むと思われる。行政の的確な助成が料金の高騰を抑える方向で働かねばならないと考える。

いずれにしても，認知症の方の日常的な生活の場が街にまで伸長する時代は迫っていて，街のあちこちに認知症の方の「オアシス」の役割をする認知症カフェができるようになると予測出来る。しかし，一足飛びにその時代に到達するわけではなく，時代に合わせて認知症カフェのあるべき姿を求め続けていくことが大切である。そのために，認知症カフェの運営に係わった人々が互いに意見を交換できる「認知症カフェ協議会（仮称）」のような場が必要であると思う。このような場の構築・運営は，行政に担っていただきたいと期待している。その中で，医療連携，介護保険連携，安全の確保，安心の供与方法，トラブル回避などについて，ガイドラインを議論していけると良いと考えている。

最後に，本書の発行は，浜松市健康福祉部 小石川邦夫次長，高齢者福祉課 藤田信吾担当課長，はじめ医療・介護推進室グループの方々の先駆的見識と浜松市認知症カフェモデル構築事業があって，初めて体験

できた事柄を基盤に思考を展開することが出来たことを記し，感謝の意を表す。また，認知症カフェのモデル事業に係わった，株式会社創生や株式会社浜松人間科学研究所および特定非営利活動法人地域創生支援事業団の職員，浜松医科大学臨床看護学講座老年看護学教室の方々，静岡大学保健体育講座杉山康司教授と大学院生の方々，西村敬治おもちゃ博士と奥様，及びお料理教室の生出理恵子先生とスタッフの協力があったことを記し，合わせて感謝の意を表す。

　また，五月雨式で遅れがちの原稿を督促し，発行まで導いてくださったのは株式会社クオリティケアの鴻森和明代表であることを付記して，著者を代表し感謝の意を表す。

　2019 年 4 月 13 日　浜松にて

志村　孚城

始めてみようよ　認知症カフェ

定価(本体 2,000 円 + 税)

2019 年 5 月 15 日　　第 1 版第 1 刷発行 ©

編集　　　　志村孚城

発行　　　　株式会社　創生　生体医工学研究所

発売　　　　株式会社　クオリティケア

代表取締役　鴻森和明

〒 176-0005 東京都練馬区旭丘 1-33-10

TEL & FAX　03-3953-0413

e-mail：qca0404@nifty.com

URL：http://www.quality-care.jp/

ISBN　978-4-904363-77-5

C3047　￥2000E